老耳鼻科医の記憶簿 ～第4集～

増田　游

ふくろう出版

カバー表面　現在の岡山大学医学部正門。外観は昭和33年卒業前のものと同じだが、看板は木製から金属製のものに変わっている。
　　　　　　後方の建物は、かつての医学部事務部。今は医学資料室など。

　　　　　　右上は岡山大学医学部同窓会のシンボルマーク。今でいうロゴマークか？

カバー裏面　ヒト内耳骨迷路。故髙原滋夫先生開講25周年記念の内祝であったネクタイピンのアクセサリー。

はじめに

　私もあと旬日を待てば、満82歳を迎えようとしている。
　ここに至って、改めて私の歩んできた人生のあれこれを思い起こしてみると、意外と少なからぬ賢人たちとのかかわりが、結果的には私の人生にとってプラスに働いてきているように思える。そんな気持ちを込めて、最近書きためてきた文章をまとめてみたのが本集である。中には、いささか私的事柄に過ぎ、また不遜な物言いと批判されそうなものもあるだろう。しかし、これらはいずれも私の人生路を通して反復去来した今では、懐かしいものばかりだ。無数の体験、記憶の中から選び出したものばかりである。子供じみた経験談もあるかも知れない。そのたそがれた老人のたわごとを、自分の人生体験に照らして自分なりに何かを感じていただきたい。

（平成27年10月1日）

老耳鼻科医の記憶簿　第4集

はじめに

津川国太郎先生のこと ……………………………………… 1

周　燦修先生を想う ………………………………………… 8

武田泰淳氏の思い出 ………………………………………… 14

68年目の終戦記念日を迎えて ……………………………… 21

駒田信二先生とそれにまつわる思い出 …………………… 33

その後の三谷太一郎君のこと ……………………………… 40

天才小田晋君のこと ………………………………………… 46

日本犯罪精神医学の奇才小田晋君の祝辞3題 …………… 59

あとがき

津川国太郎先生のこと

　先生が、昨年暮れに亡くなられたとの報せに接した時、名状しがたい寂寞（せきばく）とした思いに襲われた。かつて30年前の米国短期出張の折、私も大変に先生にお世話になった。その時、私が助教授になって間なしの頃だったが、何年ぶりかで帰国された先生は、当時の夫人を伴っていて、突然小倉教授が私の英会話能力を夫人に評価させたのだった。今の基礎医学教室校舎2階の一室に急場の面接試験場が作られ、日常生活を中心にした英会話能力を試された。その詳しい具体的内容については忘れてしまったが、1時間近くはかかったように思う。その結果、私の米国出張は良かろうということになり、昭和52年暮れには、急遽羽田空港から丸3か月間の予定での出発となった。

　その折に、津川先生の好意で、米国入国から1週間を先生居住のローンデール市の近くにあるホリデイインに逗留して、滞米生活で最低限必要なノウハウと実践体験を学ぶというアイデアに従うことになった。食事、買い物、観光など、初めての滞米生活でのより良い成果を得られるようにとの先生の特訓？は、結果的に見て大変大きな効果を生んだ。小倉

教授が作られた無駄のない滞米3か月でのぎっしり詰まったスケジュールを何とか消化できて、一応の成果を得られたのも、最初の津川流実践教育があったからに違いないと思われる。改めて当時の津川ご一家のお力添えに感謝申し上げたい。

　当時のノースウエスタン大学での研究と日常の実体験についての記録は、拙著『氷雪紀行』(平成21年刊　ふくろう出版)に詳しく述べている。当時の米国中西部 temporal bone bank 所蔵資料を観た inner ear histopathology の記録から数編の論文を出すことができ、また出張途中に立ち寄ったピッツバーグ大学山藤教授のご協力を得て資料提供を受けて、当時の小倉教授の宿題報告に幾ばくかの協力もできたのでは、と思う。私が教授在任中に同門会員となられた方々の外遊に少なからぬ力を貸しえたのも、ある意味この外遊の成果でもあった。

　ところで、津川先生の半世紀以上になる滞米生活の中で、数多くの同門先輩が長短それぞれの滞米期間中に、皆多かれ少なかれ先生のお世話になっていると思う。先生の恩師高原滋夫先生、広島大に行かれた黒住静之先生、2代前の教授であった小倉義郎先生、その他米国に出張、留学されたことのある同門諸先生のほとんどがそうであったろう。その皆さんは、先生のご逝去に等しくある寂莫感を少なからず感じられているだろうと思う。先生はいつもひょうひょうとして、か

津川国太郎先生のこと

つニコニコと微笑んでいて、人に恩着せがましいそぶりは全くみせない、それでいてポイントを押さえた指導や助言が的確、そんな人だった。

津川先生は、何人かの滞米日本人耳

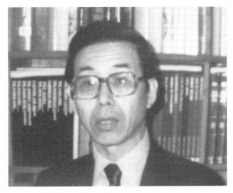

故　津川国太郎先生

鼻科医の中で、最も学問的であることを目指さず、それを意識しない、言い変えれば立身出世主義から無縁の"巷の耳鼻科医"といった存在だったように思う。かつて私が、一部の日本人で米国長期滞在中のある耳鼻科医からの先生への評価で、「面白い人、よくわからない人。何をしているのだろう。」とも言われていたのを思い出す。先生はある方面の研究を進め、学会での評価を高めるということはしなかったようだ。そんな生き方に意義を感じなかったようだ。しかし、時代に沿った新しい臨床には遅れることなく、その新しい医療技術はしっかり身につけていた。それで思い出されるのは、ある時期、卵円窓開窓術が米国で大変はやり、日本でもそれがもてはやされていたちょうどその頃、先生が帰国されたことがあった。当時、岡山済生会病院にいた入局以来仲の良かっ

た金谷　真先生が、津川先生を呼んでその手術を執刀してもらったが、同門の諸先生がそれを見学したこともあった。また、私が講師か助教授時代にも、一時帰国された先生を小倉教授が教室に呼んで、最新の米国医療事情についての講演を依頼されたこともあって、先生は時代に沿った新しい医療についても幅広い知識を持っておられたと知った。その時講演を聞いた私達は、等しく米国の臨床医は勉強が大変だとも思い知らされ、改めて先生のかの地での医師として生きることの大変さを知って、日々漫然と生きてきたような自分達の生ぬるさを思い知らされた。

　しかし、私が最も感銘を受けたのは、先生が忙しい米国の臨床医として生きながら、日系人社会の中にあって、大変な文芸家であったことだ。先生の没後、生涯の友人であった金谷　真先生に残した生涯の全随筆文の表題名は、数だけでも100をはるかに超えるものであり、いかに在米期間が半世紀を超える長期であったにせよ、異国での著作数と思えば、そのために集積されてきたご苦労は大変なものであったと思われる。先生の卓越した英知とご努力の大きさを物語るものだ。それらの多くは、米国日系人社会で創刊最古で最大の発行部数である新聞「羅府新報」、米国日系人社会の文芸誌「新植林」、岡山大学耳鼻咽喉科教室季刊誌「Tuning Fork」や「同門会報」などに発表されている。先生の母国への郷愁の強さ

が思われてならない。それにつけても、太平洋戦争末期の米国空軍による無差別爆撃であった岡山大空襲が思い起こされる。旧岡山二中時代の同級生でもあった同門の安光英二先生によると、その時津川先生の父上が、犠牲となって亡くなられているという。恩讐を超えて、半世紀以上を過ごされたかつての敵国の中にあって、それゆえ多くの心の葛藤を体験しつつ臨床医として生きてこられた強い心に改めて敬意を表したい。

　一方で、先生の結婚歴の内容の豊かさは、それだけ先生が歩んできた人生の重さ、苦しさを物語るものだろう。最初の奥様でありわれわれと同じ耳鼻咽喉科医でもあった故津川秀子先生は、一時期同じ同門の一人として関連病院の仲間として接してきたが、程なく再びかの地米国へ帰られ、そして私の在任中に亡くなられた。その間、国太郎先生に大変お世話になった私としては、秀子先生との表向きの接し方に気を遣ってきて、表立った接し方がはばかられたので、未だにそのままになった交流の浅さに慚愧の念を覚えている。

　特に、先生の２度目の夫人は、私の米国出張では直接お世話になった方だったので、当時のお２人と子供さん方との生活を直接見てきたものとして、後年別れられたことを知って大変残念に思えた。お子さん達がまだ幼い頃のご一家を知るものとして、その思いは大きかった。先生の最後の伴侶で

あった３人目の夫人は日系人の方だったようだが、先生が半生を生きてこられた米国での一見物静かで、一方では波乱に富んだ人生の全てを心の奥深くに刻み込まれたであろう印象の全てを、何時の日か是非お聞かせいただきたいと思う。私が、結局少しも掴み得なかった"津川国太郎先生"の実像の一部なりとも知りたいと思うからである。それだけ先生は私にとっては近寄りがたく、近寄っても掴みがたい模糊とした方だった。

　一昨年の拙著『氷雪紀行』をお送りしたが、すぐにご返事をいただいた。手短に以下のような内容が書かれていた。１．先生は、大変几帳面である。真面目である。２．あの短期間に、日系人の内面をよく的確に捉えている。３．文中再三にわたる自分や家族への謝辞に感謝する。以上の３点だが、それは１枚の便箋にワープロで打たれていた。その頃、先生は、あるいはすでに先生の死因となっていたであろう病魔、進行した前立腺癌？に冒されていたのでは、と思う。かつての先生ならもっと長文のご返事がいただけた。また、何らかの手厳しい批評が付いていた。お年のせいもあったのか、文面から受ける印象は、柔らかく優しいものだった。亡くなられて後、金谷先生からのお便りには、「亡くなる２か月ほど前、突然電話があり、私はあと２日ほどで死ぬよと言って来た」とあった。その声や調子は元気そうだった、という。また、「新

植林」第 48 号に載せられた先生への追悼文には、先生が死の迫った床で、「まあこんなものですよ」と独り言のように言われたと知って、その真意がわかりかねた。が、津川先生のそんな所に何となく先生らしさを感じる。やはり掴み得なかった先生の存在を漠然と感じながら、改めて先生の生前のご恩情に感謝し、またの機会にさらに調べを重ねて、先生のかの地での心の変化、移ろいを辿った一文を書いてみたいと思いつつ、この拙文を終わる。

(平成 24 年 10 月 13 日)

追記：本文執筆に関しては、金谷　真、沖田　稔、隅田正二、安光英二の諸先生にご協力いただいた。ここに付して謝意を表します。

周　燦修先生を想う

　台北在住の周　燦修(さんしゅう)先生が昨年亡くなられたとのこと、ご子息の周　希緘先生からのお手紙で最近知った。

　現在の西崎教授の３代も前の教授、高原滋夫先生のライフワークにかかわる"周　燦修先生"のことを、はっきりと記憶している同門の方は、今は殆どおられないと思う。というのも、高原先生は今からすでに40年も前、ライフワークであった"高原氏病の研究"がすでに学士院賞を受けて後、さらに民族移動の痕跡について、多くの民族の採血とそれからのカタラーゼ量の測定値の変化、変遷から、アフリカからの人類移動の道筋を知ろうという、当時としては画期的な人類遺伝学的大事業を始められた当時の、結果としては最も重要な台湾での研究協力者が、周先生だったのだ。

　当時の教授秘書、医局秘書や技術員、現地採血を目的に派遣された私達医師等、研究基地である日本の岡山大学耳鼻咽喉科教室のアカタラセミヤ研究医師達も含めて、十数人が半年近くにわたって関わっており、その研究グループの中心は、当時助教授であった小倉義郎先生だった。その現小倉名誉教授が、現在この文をご執筆できないことは、当時の教室の中

周　燦修先生を想う

心的存在であったかつての先生を想うと残念でならない。

　当時、許　雲龍先生という台湾の耳科手術専門の大家？がおられて、この方が高原先生の研究に大変協力的であった。そして、その先生の弟子であった当時の省立第二女子中学の校医であった周先生を、この研究にふさわしい協力者として高原先生に紹介されたらしい。ところが、

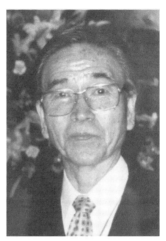

故　周　燦修先生

この周先生は、当時地方法院医師として台北空港の輸出入関係医官でもあったのだ。すでにその年の4月からの採血を台湾政府に了承されていた当時、総数2万人を目指していた各学校生徒からの採血は急ぎスタートせねばならず、この周先生の巧みな為政者(いせいしゃ)側との交渉で、採血資料は、すべて発泡スチロール製容器に詰めたまま台北空港から直接そのまま日本に空輸できることになったのだった。表向きは、この周先生が岡山大学医学部の法医学教室の専攻生で、その研究テーマの資料である血液を急ぎ空輸するためということになっていた。

　採血班は、当時の折田講師、増田、斎藤、瀬戸の4名で、

２人１組で１人２か月ずつメンバーがずれながら現地にとどまって採血作業を続けるという約半年がかりの仕事だった。最終的には、私と瀬戸先生が採血作業を行い、その後更に技術員の黒田さんが整理作業をして終わるということになった。問題は、この間、毎日必死で採血作業をしては、その日のうちに台北空港から採血した血液を日本に空輸する訳で、日によっては空港で色々なトラブルが起こる。その都度、周先生を煩わすことになった。

　話が前後するが、当時周先生は台北市内に我が家を構え、実に悠々と生活しておられる感じで、こう言っては大変失礼だが、診療を実際されているのかどうか、何事にも慌てず騒がず、いつもにこやかな笑顔であって、言葉少なでもあった。後年、帰国後に瀬戸先生などと話し合ったところでは、彼が一度ご自宅に案内された時の印象として、その時確かに薄暗い診察室で、先生の帰りを待っていたらしい患者がいた、とのことだった。自宅での予約診療もやっておられたらしい。

　毎日採血作業が終わると、私共一同は、一見怪しげなホテルに落ち着く前に、隣にある岡山大学の先輩でもある眼科開業医の林先生宅に報告に行き、お茶などいただいていた。たくさんの台湾の医師の方々にお世話になりながらの各２か月間ずつの台湾出張ではあったが、私としては、終わりごろに台湾東部の屏東での高砂族からの採血作業が、もっとも印象

に残っている。土地の役場？での数回に及ぶ交渉、採血時に見聞した黒い肌や刺青などもまだ垣間見られて、自分なりにある種のスリルを味わいながらの数日間だった。台北に帰ってくると、周先生の労いのおもてなしがあり、ある夜、台北のある富豪の令嬢を、私のダンスのパートナーになるようにしたから大いに羽を伸ばせという。附いて行くと、大変派手なネオンまばゆいキャバレーで美しい若い女性が待っていた。私は周先生の強い勧めを断ったが、先生は、「では仕方ないから私がお相手をする」と言って、その女性と軽やかに踊りながら踊りうごめく群れの中に消えていった。

　結局、高原先生がNIH基金と文部省調査費をきわめて有効に使って行ったこの2万人以上の採血結果は、先生のライフワークを一層意義あるものに高め、先生が以後学士院会員となって国際的な視野に立って活躍、さらには文化功労者として我が国の代表的科学者としての地位を確立することにつながったと思われる。ひいては周先生あっての結果とも思われる。

　後年、周先生は数回我が国そして岡山の地に来られたように思う。平成に入ってからも来られて、教授になっていた私の家にも立ち寄られた。その頃いただいた小冊子には、書家として大成しておられた先生が、日本の当時の著名な政治家とともに先生が贈られた揮毫を携えておられる写真が多数載

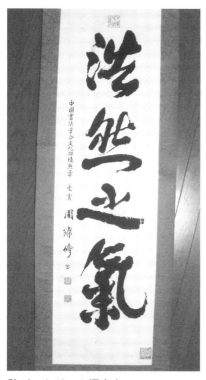

私がいただいた揮毫文

せられていて、それに添えられた文章には、"世界平和文化勲章受章"とか"大韓民国社会教育文化勲章受章"などのただならぬ文字もあった。先生と並んで写真に写っている人物には、金丸　信、小澤一郎などの名前もあり、改めて台湾でお世話になっていた当時の先生の持っていた独特のムードが思い出された。ちなみに、私もいただいた先生の揮毫には、"浩然之気"とあり、私をいつも叱咤激励していたいという先生の真意が見え隠れするようだ。

　台湾採血作業の当時から、先生は太平洋戦争末期に日本の明治大学卒業とは伺っていたが、医師免許はいつどこで取得されたのかは定かでない。

　後年、私の教授在任中に、先生はご子息の周　希織先生、

婿の頼　銘堂先生を相次いで岡山大学耳鼻咽喉科の大学院生として留学させた。日本留学中は、両先生とも大変精力的に勉強され、立派な成果をあげられたことは、私にとっても感謝に堪えない。現在、ご子息は神経内科学者として台中市で、頼先生は台北市で優れた耳鼻咽喉科医としてそれぞれご活躍中であり、改めて先生の当教室への大変大きなお力添えを有難く思っている。

　持ち帰った高砂族の木製の盾と山刀は、まだ押入れ深くに当時の思い出と共に安置されている。

（平成27年5月10日校了、T.F誌に発表。8月1日一部修正。）

武田泰淳氏の思い出

　泰淳氏が太平洋戦争中、おそらく国民全てが戦争に巻き込まれて狂気の日々を送っていた最中、中国文学研究会を竹内　好と引っ張っていたとはいえ、当時文筆活動が全く休止状態だったことは想像に難くない。竹内　好、岡崎俊夫、増田　渉、松枝茂夫らと始めた中国文学研究会も昭和18年には解散しており、また彼自身昭和12年から召集を受けて2年間中支戦線で戦った。除隊後は太平洋戦争が始まって国民総特攻ムードへ向かう中にあり、恐らくは彼の人生で最もつまらない時代だったろう。特別な仕事もなくほとんど無為に過ごしていたと思われる。

　昭和18年7月、私どもの祖母言い換えると父渉の母が、内科の開業医だった祖父の死後、東京の息子に引き取られた直ぐから、祖父の患者からうつされた肺結核を患って間もなく、父の友人の医師が勤めていた東京の病院で亡くなった。その頃には、もう僧侶も当然ながら次々に軍隊に召集されていたので、葬式に来てもらえる僧侶もままならず、宗派がどうとかは言っておれない状況だったようだ。ちょうど都内の寺が泰淳氏の実家であり、読経もなんとかやれた父の後輩で

もあった彼が、急遽祖母の葬儀に駆り出されたようだった。当時国民学校４年生の私にはよくわからなかったが、そんな世間の切迫したムードは、何となくわかってはいた。

　７月初めとはいえ、東京の下町の民家でも結構暑かった。小さい借家の奥６畳の間に、当時どこの家にもあった防空壕が掘られている庭に向かって、適当な仏壇？がしつらえられ、当時は比較的ほっそりとしていて、面長に見える顔には黒縁の眼鏡をしていた彼は、安置されている遺骨の箱を前に、記憶は曖昧だが一応は袈裟らしきものをまとって、おもむろに読経を始めた。木魚はあったか無かったか覚えていないが、いずれにせよ実に調子っぱずれの、面白い音響を伴って始まった。

　木魚をたたくリズムに合っていなかったようにも思うが、その醸し出す異様な協奏曲に我慢しきれなくなった私や姉は、途中からつい噴き出してしまった。すると泰淳氏自身も笑い声をあげながら読経を続けたので、ついに父が彼に、「何で笑うのか！」とかなりの権幕で怒った。氏は、「いや、子供さん方があまり笑われるので、つい誘われて」と相変わらず笑いながら答えていた。当時６年生の姉さえもこらえきれずに笑い出したので、その珍妙な読経はよほど変わっていたのだろうと、改めて思い出す。母親の遺骨を前に悲しむ父が、氏を強く叱責した当時の思いが今はよくわかる。

その後、すっかり忘れていた氏の名前を再び私の記憶に甦らせたのは、当時共に祖母の遺骨を前に座っていた母も、祖母から感染して発病、終戦直前に亡くなった後のことだ。戦後、母校が新制大学になって、そこに教職を得た父が県からあてがわれた当時の文化住宅（？）の書斎でのことだ。そこは、極めて雑然と書籍が積み上げられた倉庫のように狭苦しくなっていた６畳間だったが、その部屋の一隅に置かれていた古ぼけた本棚に、時折武田泰淳氏の新刊書、例えば『蝮のすえ』、『風媒花』、『ひかりごけ』などが、氏から送られてくると直ぐに差し込まれていたのに気が付いたときである。氏は戦後早くから、大岡昇平、埴谷雄高、野間　宏らと共に、"第一次戦後派"などと言われて、東京帝大文学部支那文学科中退の中国文学研究家としてのカラーを身につけた特異な作家として、文壇で華々しくデビュー、活躍していた。その本棚の上の壁に、父生涯の師であった魯迅の遺影が掲げられていたのも、何か因縁じみた奇妙な印象でもあった。"魯迅"が持てはやされていた当時、中国文学ブームにつれて、その同じ場所あたりにやはり送られてきていた竹内　好の訳書や評論書が置かれていくのも、面白いと思っていた。

　その後、私は一時のぼせていた小説家志望の夢も消え失せて、ただ惰性的に医者修業に明け暮れた時期に入り、大学の専門科医局の指令のままに中四国の病院勤務にひたすら体力

武田泰淳氏の思い出

を消耗していた。当時の青雲の気持ちが思い出されると、何となく残念な思いを時折感じてはいた。そんな昭和40年始め頃に突然父から連絡があって、武田泰淳氏と竹内　好氏に、当時の勤務病院から程近い土地の有名酒の箱酒を送ってほしいとのこと。それを急ぎ送ったところ、はがきでその礼状が来た。先日、偶然それが古箱から出てきて驚いた。そして、先に述べた珍妙読経事件（？）を思い出した訳である。それに引き出されるように、泰淳氏の今は亡き百合子夫人のことについても、記憶の奥から思い出されるのだ。

昭和51年春、父渉が東京の地で突然亡くなった。それも、後輩で畏友とも言えた竹内　好氏の葬儀の場で、友人代表として弔辞を読んでいるときの2度目の心筋梗塞発作のためにである。その前年に武田泰淳氏が亡くなっていたので、相次ぐ

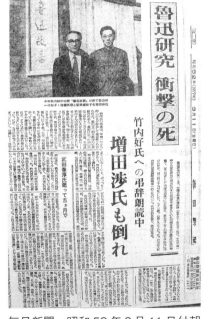

毎日新聞　昭和52年3月11日付朝刊社会面「魯迅研究　衝撃の死」

17

3人の中国文学者の死を、新聞などが大きく扱った（写真）。

その父の葬儀は、関係者の多い東京と大阪の2回に分けて行われることになった。私が、後年泰淳氏との生活の記録でもあった『富士日記』で、著名なエッセイストとなった百合子夫人にお会いしたのは、東京での父の葬儀を前に急遽決まった泰淳氏の寺、目黒の長泉院でだった。

葬儀の前夜、長泉院の一室で2、3人の父のお弟子さん達も交えて、百合子夫人と父の思い出話をしている時、初めて父が私の小説の原稿を泰淳氏に見てもらっていたのを知った。百合子夫人が言うには、以前、主人が持っていた原稿用紙の束を、「誰のか？」と尋ねた時、主人は、「これは、大事な人からあずかっているものだ」と慌てて押入れに入れてしまった、というのだ。その原稿用紙は私の書いたもので、父がその査定を泰淳氏に依頼していたらしい。私の文士志望を父はずっと反対していたが、あるいは氏の合格点がもらえなかったことも反対していた一因だったのかも知れない。その後、いつとはなしにそのことを忘れていたが、その後泰淳氏とのことを書いて各種の文学賞を受けていた百合子夫人が早くに亡くなって、その恥ずかしい原稿を取り戻す機会なく終わったのが悔やまれる。あるいは、それは知らぬ間に私の手元に帰っていたのかも知れない。主人を亡くして間もなかった当時とはいえ、百合子夫人の歯切れのいい語らいと温かい

好意が思い出されて、あの寺での華やいだ一時が何故か記憶に新しい。その場には、泰淳氏の令嬢、幼い頃の花さんもおられたように思う。彼女も、後年著名な女流写真家になったが、当時はまだおかっぱ頭だったように思う。機会があれば、お互い親同士が極めて緊密な同じ研究者仲間だったという共通のつながりにあやかって、故人たちの思い出話を語り合いたい。竹内　好氏の霊も交えた故人たちも、あの世で喜ぶのではないか、と思ったりもする。

　改めて思うに、武田泰淳氏は、東京帝大文学部支那文学科在学中、思想問題（いわゆる左翼運動）で中途退学し、さらに軍隊に召集されて、一兵卒として中国で戦った。同じ第一次戦後派の１人であった大岡昇平氏も、南方で太平洋戦争に従軍し、その後捕虜として俘虜生活を送っていて、それが彼の代表作『俘虜記』になっている。一方泰淳氏にも、中国戦線での殺戮（さつりく）について苦い経験があったようだ。当時、あの厳しい時代に生きた若者たちの共通した問題もあって、今の私たちには余りに暗く重苦しい環境だったと思う。

　今になってみると、あの戦時中の、周囲からどんどん若い男のいなくなっていく中で、中国戦線で経験した非人道的な行為に苦しんでいた宗教家としての自分を思うにつけ、恐らくは意志に沿わない葬儀の主役を頼まれた泰淳氏が、心の中の矛盾に苦しむ自分を偽って、先輩のために読経していた心

の偽らざる本音が態度に出たのかもしれない。そんな風に、あの時の異様な状況の理由を解釈している。

　戦後、北大中国文学科の助教授であった氏が、その地位を投げ捨てて小説家として生きていったことが、何となくわかる気がする。齢80を目前にして、そう感じられるのだ。

（平成24年11月27日）

68年目の終戦記念日を迎えて

　私にとっては、一生忘れることのできない悲しくも恨めしくもある、余りにも大きな人生の重しを背負った、思い出深い時でもある。

　その年、昭和20年の2月初めには、母が14歳の姉、11歳の私、9歳と4歳の妹、そして3歳の弟の5人の子供を残して、祖父の死後東京に引き取って面倒を見ていた祖母の肺結核に感染して、祖母の後を追うように、松江の赤十字病院で世を去った。

　昭和20年8月15日、母の死後、まだ半年余りのその日、私達姉を除く兄弟姉妹4人は、疎開先の寺の借家のすぐ下にある大門池の堤で、夏の暑い日差しの中、何をするともなく戯れていた。正午過ぎ、隣組長宅で玉音放送を聞いて帰って来た父に、どうやら日本が米英に負けて、あちらに降伏したらしい、と聞かされた。母が亡くなったのも、元はといえば戦争での食糧難、疎開先の変更による移動の繰り返しでの体力の消耗などがそもそもの原因だったと思い込んでいた私には、当時大人達から聞かされていた鬼畜米英の存在のためだと、その悔しさ、無念さは子供なりに計り知れないものがあっ

た。その後数年間は、その日を迎えるたびに、母の死亡の報せに、思わずコタツの中で幼い弟をきつく抱きしめたのと同じもの悲しさや悔しさが甦ってきて、永年、やってくるその日の夜はなかなか寝付かれなかった。

　終戦当時の数日間、日本のあちこちで、軍人の自決や軍隊の暴動じみた騒ぎが繰り返されたように記憶している。しかし、私の父は、本来敵国であった中国（私たちは、当時は軽蔑の気持ちを込めて支那と言っていた）の文学の研究者でもあったので、むしろ戦時中は、それを外では口にしないように、何となく素知らぬ顔をしていた。家の中での生活では、中国で特に有名だった魯迅が、父の恩師にも当たる存在だったということが、その後の自分の成長につれてわかってきた。それについては、私ども兄弟の間では、敵国だったとはいえ、既に亡くなっていた魯迅という人は、世界的にも大変大きな存在だと感じていて、当時家に出入りしていた大学生たちは、「あんた達のお父さんは、近い将来、日本でも有名な学者になるよ」とよく言っていた。一方、母が病気がちになって、戦時中とはいえ、女中さん達が始終出入りしていて、彼女らは、「お父さんは、よく書き物をしていて、どうやら小説家らしい」と言ってもいたが。

　私ども子供たちは、当時父が外務省関係に出入りしているらしいことは、うすうす知っていたので、当時杉並の家の隣

近所にどこかの省庁に勤務している人が多かった関係もあって、父の仕事もその辺だろうと思っていた。

　取り留めのない話になるが、疎開のために離れる前の東京時代、左隣の家の父親は、商工省の役人とかで、私の３、４歳年下になるその家の長男は、"太一郎ちゃん"といって、戦争ごっこで一兵卒をやらせて私は隊長役、ときに彼を当時の敵国兵にして私は日本兵になって彼をやっつけるなど、いつも年上の私のいいなりになっていて、いささかお人好しでもあった。後年、平成の時代になって初めて知ったのだが、戦時中彼は母の実家があったという岡山市に疎開していたと知った。偶然、同じロータリークラブにいたＫ氏が高校時代にその太一郎ちゃんと同級生だったということで、成長した彼について、色々なことがわかった。その太一郎ちゃんは、その後母が亡くなって、父の実家のある関東の方に引っ越して転校、しかしＫ氏との親交は続いていて、その後彼は東大教授になり、日本の近代政治史の大家となり、さらに学士院賞を受賞、学士院会員でもあるという。それを聞いた私は、すぐ岡山の新聞社に問い合わせて電話番号を知り、彼に電話すると、「やー、ゆうちゃんか」ということで話に花が咲き、彼が終わりに言ったのが、「うちの隣にいた娘は、野際陽子だったんだって」には参った。私の記憶によると、当時近所で時折子供たちの話題になっていたつんと澄ましてわれわれ

とは全く混じり合うことなく、いつもピアノの音が響いていたあの家の娘だったとは。戦時中でも、平然としてピアノを弾いていたあの気の強さ、それもおそらくは彼女の親の熱意に、改めて感嘆した。あのピアノの音が、あるいは別の娘の弾いていたものだったとしても、あの時代のその家の持つ執念の強さに感服した。子供の教育方針に徹した親の執念が、その子の一生の幸不幸を決めて行く人生での可能性を思い知った。いささか思い過ごしだろうか。

　その後、平成23年、三谷太一郎氏は文化勲章を受章宮内庁参与にもなった。私の今までの人生で関わった人の内で最高位の受章者であり叙勲者でもあろう。

　更にさかのぼって、私の太平洋戦争との人生的関わりを思うと、未だにその無念さをあれこれと思い出す。この戦争が始まったのは、私がちょうど小学校2年生になった時だった。その時、母はまだ元気だった。小学校は国民学校と名称が変わり、私どもが入学していた杉並第五国民学校には、いま思うと当時の文部省関係者でもおそらくは国粋論者とも思われるその方面でも急進的な人？が校長として赴任して来た。開戦後、甘いものや衣服類などは、質的にもどんどん落ちて行き、食べ物でもチョコレート、バナナ、ケーキなどはぜいたく品となって、軍備に必要だった革製品、金属類も代用品に変っていって、最後には、紙製のランドセル、ガラス製のボ

タン（金色のセルロイドでカバーされたもの）なども出てきた。

　話を進めると、勉強が大嫌いだった私が小学4年の頃、アメリカ軍の空襲に備えて、東京の杉並区の各小学校に、集団疎開の試験的実施だったらしい学童疎開の希望者を募集してきた。勉強から逃げ出したい私は、両親を強く説得してこれに応募、3年生から5年生を対象にした希望者に仲間入りした。数字は正確ではないが、各学年2名くらいずつ、全校で10名くらいが決まった。その年の始業式と同じくらいの日だったと思う4月初め、全校生約千名を前に、突然の指名で壇上で私が代表として別れの挨拶を促された。やむなく檀上に並んでいた疎開希望者の中から一歩進み出た私は、右手前方の学校正門の近くで、満開の桜並木の下に佇んでいる1人の女の人が眼に入った。なんとそれは私の母だったのだ。私の気持ちはひどく高揚した。それは、生まれて初めての経験だった。私は、何とか私たちが千葉県の富津に集団疎開すること、私たちもあちらで頑張るから、皆さんもこちらで頑張ってほしい、と思いのほか堂々と大きな声で挨拶することができた。考えてみると、それが、私が自分の意志で多数の人を前にして言葉を述べた、人生で最初の経験だった。

　私は全く知らなかったが、母は、私が代表として挨拶することを知っていたのだと思う。でなければ、試験疎開者の保

護者として、母1人がそれを知って出てくる筈はないと思う。学校側というか、担任教師はそれを母に告げていたと思うのだ。挨拶の仕方をひそかに母が子供に教えてほしかったと思う。母は、逆に学校側がそれを指導してくれていると思ったのだろう。当人の私だけが、それを事前に知らなかったのだ。その後の疎開先でも、紛争の絶えなかった他校の生徒たちをまとめる班長役を、色々な出来事の中でもやり遂げ得たのも、この出発前に学校で受けた、私にとっては初めての大きな試練とそれで得た自信が、私を知らないうちにそのように成長させていたのだろう。

　2学期に入る前に、私は急に島根県の郷里の近くに家族疎開することになって、短期間だが再び第五国民学校に帰ってきたが、もうその時には、他の全校生徒が東京都の強制的学童疎開でほとんどいなくなっていた。無論、後年それと知った野際陽子も、家族ぐるみでどこかに引っ越していて、その空家は、1か月後に両親の郷里である島根県に疎開するまでの私たちの遊び場の1つになった。もう太一郎ちゃんの一家も疎開していた。これが、私の太平洋戦争での嫌な思い出の始まりであった。

　もう70年も前の少年時代の思い出となると、やはり我々の年代では、太平洋戦争当時の、余り面白くない、というより総じていやな思い出がすぐ記憶に甦ってしまう。時の移ろ

いに合わせて思い起こしてみると、断片的にはなるが、以下のようなことである。

　まだ東京杉並の太一郎ちゃんの隣に住んでいた頃、といっても戦争が始まって1年くらいのことだが、マッカーサーがフィリピンを脱出して間もない、まだ日本が勝ち戦に酔っていた頃、3年生になって間なしだったが、突然、米軍の爆撃機10数機が東京を空襲したのだ。ドウリットル隊と言われて、東京のほか数市を爆撃後、中国に退散するという奇襲爆撃だった。このとき彼らは超低空で飛来して来たそうで、私どもはほとんど気付かなかった。後で聞くと、1、2機が高射砲で撃ち落とされたとも聞いたし、1機が中国で不時着し、乗員が日本軍に銃殺されたとも聞いた。

　後年、というよりも戦後、日本側はその空襲に驚いて、都市部防空と子供の疎開について、急に急ぎ出したらしい。例の杉並区での学童試験疎開のきっかけにもなったようだ。その後米軍機は、偵察目的で何回か日本上空に飛来したらしいが、私が縁故疎開で東京を離れるまでは、一度も庭の防空壕を使ったというはっきりとした記憶はない。しかし、あの頃あたりから、隣組の防火演習は頻繁になってきて、母の体の衰弱も何となく目立ってきた。そうして、一家の郷里島根県への家族疎開も、一層具体性を帯びて計画されるようになった。小学5年生の夏、集団疎開中の富津からいったん東京杉

並に連れ帰られた私は、集団学童疎開でがらんとした第五国民学校に数週間通っただけで、今度は一家の縁故疎開のため、その秋には父だけを東京に残して、宍道湖畔の農村に移り住むことになった。前述のお寺の借家がそれである。

　この新天地は、ちょっと見には太平洋戦争とは無縁の楽園と思われがちだが、宍道湖の対岸には当時飛行場があり、軍用機も発着していて、結構危ない地域ではあったらしい。ある時は、練習機に乗った少年兵が操縦を誤って湖に落ちて死亡するとか、米軍の艦載機が母艦に帰る途中に、残った銃砲弾であたりかまわず機銃掃射するという危険極まりない地域でもあって、当時、湖の東北端に位置する松江市の方では、少女がその銃撃を受けて、胴体に大穴を開けられたなど、真相は不明ではあったが、ありそうな噂話を時々聞かされた。当時、我々一家も2回ほど、庭の防空壕に避難中に突然向かい側の小山の向こうから艦載機が現れて、こちらに向かってきたのには驚かされた。幸いその時は、お寺の大きな山門を見た操縦士が文化遺産と知って破壊を避けたのか、攻撃を免れた。そんな経験も、今となってはむしろ怖さより懐かしさを伴って思い出されてくる。その後に長く続いて今に至った平穏の日々のために、当たり前だった神経が麻痺してしまっているのだろうか。

　大戦後の忘れられない思い出には、空襲らしい空襲を受け

なかった松江市での、貧しい食糧事情ゆえの菓子らしからぬ菓子の思い出がある。ぬかで作られた蒸しパンである。

　終戦当時、全国どこでも、特に戦災を受けたところでは当たり前だったが、駅前などに闇市ができていて、統制続きの主食品などの違法なものが色々と高値で売られていた。幸いほとんど戦災を受けなかった松江市でも、街角のあちこちでそれに近い出店が開かれていた。小学6年生の私は、時に親に頼まれたことで疎開先の駅から一畑電鉄に乗って、30分くらい先の松江市に行くこともあった。ある時、市内の一隅で店を開いている蒸しパン屋を見つけた。弟妹達を喜ばそうと買って来たそれを口にすると、ぬかで作ったパンで、その余りのまずさに腹立たしくてならなかった。それも、期待した甘さではなく、塩辛い味付けだったのである。私は思わず吐き出してしまった。今思い起こしてみると、そんなには飢えていなかったことに、改めて誰にともなく、当時私達子供たちの周りに住んでいた大人たちに感謝しなくてはと思う。

　思い起こしてみると、近所の家の不憫がった大人たちが、子供だけで一時期を過ごしていた私共兄弟姉妹に、家で作った牡丹餅や赤飯、あんころ餅などを折に触れ持ってきてくれたのだった。いまだに、そのことへの感謝の気持ちは消えてはいない。

　最後に是非触れたいのは、母の葬儀の席での私の言動であ

る。その実、私自身はそれを全く忘れていたのだが。

　母が亡くなる２、３か月前、東京時代によく家に来ていた大学生で、松江市に程近い米子市に当時住んでいた人がいた。戦時中は輜重兵だったが、訓練中の事故で除隊していた裕福な家に育った人だが、当時もう手に入りにくくなっていた生卵が手に入ったといって、かつて世話になった病床の母に食べさせようと、私を誘って松江赤十字病院に見舞いに行った時のことだ。その人は、慣れない炊事に苦心惨憺して卵入りの澄まし汁を作り、母に勧めた。ところが、既に喉頭まで病魔に侵されていたのか、彼女はその汁を飲み込むことすらできなくなっていた。痛みも強くて、ひどい咳と共に口に入れたものの全てを吐き出してしまうのだ。本人はひどくむせながら、「すみません、すみません。」と繰り返し詫びていたが、それを傍らで見ていた私の悲しさ、情けなさは、大変大きなものだった。ひそかに心の中では泣いていた。その頃になると、高学年になっていた私はやっと自分に目覚めていたので、結構勉強もやり出していて、ほとんど全優の通信簿を見せて、母を少しでも喜ばせることができたことも、今となっては東京時代のひどい悪童ぶりで困らせていた母へのせめてもの償いとなったと思っている。

　思い出すのも口惜しいが、もうその頃になると、母が口にできるものは、病室のガラス窓の桟に積もっている雪しかな

かった。見舞いに行くと、「ゆうちゃん、また雪をとって！」と乞われる。これも、思い出すだに悲しいことの1つだ。

　私の幼少期からの記憶に、数十年にわたって、居座り続けた悲惨すぎる思い出の数々は、逆に、私にとって心の中での大きな反発心となって、私の内に秘めた闘志という形で時としてプラスの効果を生み、人生での歩みの中で自分を踏ん張らせるのに役立って来ていたように思われる。小学校5年のときに亡くなった母、それも数え年で37歳であった。終戦の僅か半年足らず前だった。

　後年、私が大学を定年退官した時、母の兄弟姉妹で最年長で長女でもあった、岡山の伯母の葬儀の折、1番下の叔母が、「ゆうちゃん、覚えとる？あんたのお母さんの葬儀の時、あんたが何と言って泣いていたか？」と尋ねられた。私は全く覚えていなかった。「あんたはねー、僕は絶対医者になって、お母さんのかたきをとってやる！って泣いて叫んでいたよ」。私はそれを聞いて、一瞬絶句した。自分にとっては、一番いやな思い出したくないことだったようだ。母の死を招いた原因である結核菌と鬼畜米英への憎しみが一緒になったのだろうか？叔母に言われるまで、記憶から消え去っていたようだ。しかし、あれから数十年の長きにわたって、ずーっと母の思い出と密接した人生の道を生きてきた思いがする。

　一方、母の死は、私に書くことの喜びを教えてくれたよう

にも思う。思いつくままに筆を走らせることで、自分の心のわだかまりを忘れようとしていた。それは、母への思いに繋がっているようだ。今、一応の人生の終着を前に、それが思われてならない。

　（平成27年6月13日、平成25年秋号搏動112号から一部改訂）

駒田信二先生とそれにまつわる思い出

　塩谷　温先生が、昭和 21 年代に、戦後のざら紙時代に出版された某漢文学書を最近、岡山シンフォニービル内で開かれていた古書市で偶然見つけて買った。塩谷先生の名は、新制高校 1 年生の頃から何となく意識の片隅にあった。先生の業績などについてはほとんど知らなかったが、当時新制島根大学の中国文学の講座で教鞭をとっていた父親の同僚であった駒田信二先生の奥様の父上ということや、東京大学の中国文学の教授で以前から著名な学者として世に知られていたことなど、父が学生時代にも当時の呼び名での"支那文学"の講義を先生に受けていたことを聞かされていたことなども思い出されて、自分にも比較的身近な存在の先生だったような印象を持っていたことなどが、ふーっと思い出されてくる。特に、当時から駒田先生ご夫妻は、別々にではあったがよく私の家に来られていたので、お二方それぞれに私の記憶に残っているらしい。特に、駒田先生は父の同僚、あるいは大学の後輩としての立場から、仕事に関する話し合いなどでよく来られていた。父が島根大学に赴任した初めごろは、まだ私ら一家は松江市に転居しておらず、宍道湖の北湖畔の一

畑電鉄小境灘駅（現在の一畑口駅）近くの村里のお寺の下にあった借家に住んでいたので、駅から半里近く歩いてきてもらう不便な疎開先に遠路はるばる来ていただく訳で、先生には何回かそのご不便を強いることになった。何回目かの時、たまたま在宅していた私は、その時初めて先生とお会いした。やさしい面長のお顔に確か黒縁眼鏡の先生は、私を見るとさっと表情を変えられて、「あなたが游さんですか？」とまじまじと私の顔を、そして思いなしか上から下までの全身に視線を走らせた。いやそのように私には感じられたといった方がいいかも知れない。

　その時以来、私の脳裏に、先生は時々現れては消えた。私は当時、先生は父の下にいる助教授だったと思い込んでいたが、それまでの旧制松江高校では、教授の地位であったと後日知って、その若さで教授なら、東大時代からの相当な秀才だったのだろうと思った。そして、主人同士が同じ職場にいたためだからと思うが、再々駒田先生の奥さんが、女のお子さんを連れて私の家を訪ねてくるようになった。その４、５歳と思える女の子は、当時としては、奥さんと同じく大変垢抜けた感じで、先生のお年にしては結構幼すぎるように思えた。後日わかったことだが、奥さんは塩谷　温先生のお嬢さんだということで、それでやっと納得できるように思えた。やはり、駒田先生は恩師からも娘を嫁にやりたいと思うほど

駒田信二先生とそれにまつわる思い出

の秀才だったのだろうと、私なりに納得していた。

　父が、高校の先輩であった学長との約束を終えて、大阪の大学に転勤してから恐らくそう年を経ずして、駒田先生も東京の大学の方へ転勤されたと聞いた。それから更に何年かして、先生が東京で小説家を育てる学校？を始められたと聞いたが、その頃には私自身も医学修業で忙しくなり、いつとはなしに先生のことは忘れてしまっていた。しかし、昭和51年3月に、父渉が竹内　好氏の葬儀の式場で、心筋梗塞による突然の逝去の後、郷里松江市鹿島町で中国文学者としての生前の功労に対して広く喧伝され、その記念碑が建てられるなどの事業が続き、駒田信二先生も父への追悼紀念講演を依頼されて地元へ来られるなど、遺族である私共にとっては、大きなお力添えを頂いた。私の島根県在住当時のあれこれを思うにつけ、改めて感謝申し上げたい。

　ところで、旧制中学当時の私にとっては、父は大変厳しい首枷(くびかせ)を与えていた。今まで私は、そのことを表に出さないようにと堪えては来たが、やはり私の今までの人生の歩みの中で、そのことは少なからず私を鞭打っていたことでもあるようだ。魯迅というある偉大さの持つ力ゆえだったのかもしれない。いささかオーバーな言い回しではあるが。

　この話は、駒田信二先生とも関係した物語でもあるのだが。

　私は当時、旧制大社中学校に通っていた。1年生の3学期

だったが、ちょうど母の死後、父は戦後の政府解体改造の混乱期のため、旧制女学校2年の姉を頭に私を含めた5人の子供達を残して、東京に2年間くらい行っていた。時折は親戚の叔母などが覗きには来ていたが、私共にとってはまさしく5人の孤児が田舎の一軒家に放り出されたような思いがあった。私は、恐らくは当時の劣悪な生活条件下で風邪をこじらせて、今から思うと肋膜炎を併発してしまった。その家のすぐ上にあるお寺の奥さんが、当時、毎日のように薬草を砕いて作って温めた即製の膏薬を胸に張り替えてくれて、1里ほど湖畔に下ったところに住む祖母方の親戚である村の助役のおじさんが来て、村に一軒の内科医を往診させたりして、結構周囲の大人たちは大変だったようだ。私本人も、とにかく熱は出るし、息は苦しいし、このまま母の後を追って死ぬのだろうと、日々悶々としてせんべい布団に身を横たえていた。村で1軒しかない内科医院の医師は、「わしには、この人は苦手じゃ！」と繰り返して、苦しがりながらも文句ばかり言う私に、ほとほと困っているようだった。ほとんど3学期いっぱい休んだが、何とか治って、今までの成績ならよかろうという学校側の考えにより、そのまま2学年に進級させて貰えることになった。おかげでその後の2年生の1年間は、体育は実技休みのまま全科目低空飛行で終わったように思う。3年になると、担任がかつての男爵家の次男？であった千家先

生で、国学院出と伺っている出雲大社の宮司の一族だった。この先生が、私を作文いや文学に開眼してくださった方だった。私の散文を大変ほめてくださり、作者である私の氏名は伏せたまま、クラス全員の前で朗読され、以来、物書きが大好きになった。

　当時、旧制中学はどこもそうであったかも知れないが、全科の筆記試験の成績が平均80点以上のものは、特別生と高く評価されていたらしい。私は、病気以来、一層腺病体質になり、ずっと体育の実技は休んでいたので、以後の毎学期、全学年約300名中順位は付かない、"番外"という評価だった。しかし、さきほど述べた作文の紹介以来、急に勉学に関心が出てきて、私としてはかなりその方にも力を入れ出したので、最終的には学科試験の平均点が80点を超えるようになって3年生を終えた。しかし、その後は学制が変わって、地域ごとにその学区にある新制の普通高校に進学することになった。

　住んでいた東村に程近い平田市に新設された平田高校が私が入った新制高校であった。普通科の全校生は一学年で50人程度の小さな学校で、農林科と合わせてもせいぜい100人程度であった。この頃には体育の実技もやり始めたが、わずか1年の通学で、松江市に出来た新制島根大学に赴任することになった父の転勤に従って、私も松江北高校に転校するこ

とになった。ちょうどこのあたりからが、私の駒田先生との出会いになるのだ。

　以前から、「私は、絶対に大学の教師にはならない。」と、私達には意味のわからないつぶやきをしていた父も、その頃までにはかつての中学からの親友の勧めもあって、東京育ちの女性と再婚していた。50歳前の子持ちの男性だった父にとっては、当時むしろ当然だったかもしれない。彼にとっては、中国文学研究者しかも極めてまれな魯迅の愛弟子と言われていた自分にとっては、戦後の開かれた未来が広がっていたに違いない。事実、そうなっていったのだが。

　しかし、私にとっては余りうれしくないことが続いた。まず父が、私を過小評価？して、その後の私の人生を少なからず暗いものにした。戦後最初に父の著書となった『魯迅の印象』（講談社刊）の魯迅からの書簡集の中で、魯迅の生後間もない私の写真へのほめ言葉に対して、その手紙文の脚注に、「しかし、私の息子は体は弱くて勉強はできなくて——」とはっきりと書き記しているのだ。私には、ショックだった。父が育った明治の終わり頃には、日本の片田舎のいわゆる秀才は、父がそうであったように"神童"などと言われていただろうが、自分の著書の中で、自分の子供のことをそう表現するのは、いささかならず行き過ぎだと思った。彼は、自分が子供達を田舎に残して東京在住中、私が肋膜炎で苦しんで

いたことを知らない。もし人から聞いたとしても、どの程度理解し得たかは疑問だ。後年、その有難くない私への父の評価は、読者に対する謙遜の表現だという人もいるが、やはり父の行き過ぎだと今も思っている。おそらく本人も、自分の行き過ぎを反省したのだろうか、その後の他社から改めて出版された『魯迅の印象』では、この脚注は除かれていた。

　ここで、元に戻って駒田先生が出てくる。というのは、前述した私と駒田先生との初対面での私に見せた先生の戸惑い、あれは、あの脚註から受けられた印象によるものではなかったか。その頃、私が顔を合わせた父の学生や知人の奇妙な表情は、今思ってもそれを疑わせる可能性が高い。いまだに、かつての父との間にあったわだかまりに思い当たると、ふとそのことが甦って来る。

　あの時以来、駒田先生とは一度もお会いしたことはないが、父の死後、先生が追悼紀念講演で１か所、私の名前を"游君"として語られるところがあるが、その時の先生の記憶に、当時の私との出会いがやはり甦っていただろうと思う。先生の作家としても洗練された記憶の中での私の存在はどんなだったのだろうと、既に今は亡き先生を特別の懐かしさと気恥ずかしさで思い出す。

（平成27年6月16日）

その後の三谷太一郎君のこと

　電話で60年ぶりに話しあった例の三谷君とは、機会もなくそのまま10年以上過ぎていたが、2年くらい前、1月初めのある夜、突然かつてのロータリー仲間だったK氏からの電話があって、近く高校卒業記念会にかつての同級生だった三谷太一郎東大名誉教授を呼んで、ちょっとした講演会もやることになり、岡山に久方ぶりの同級生たちとの話し合いを楽しみに太一郎君が来るとのこと、その際、是非幼なじみであった私にも会いたいとの本人の希望だという。もちろん私にとってもそんな夢の様な機会を逃す手はないので、二つ返事でOKした。いや、それからの数日間は、その日が待ち遠しくて仕方なかった。あの小学2、3年くらいまでの彼のふっくらとした顔つきや体つきを思い出しながら、当時とは似ても似つかない2人の間の関係というか、はっきり言ってギャップを思って、内心どぎまぎ感に襲われもした。奇妙な気持ちである。

　場所は、岡山駅前のホテルのレストラン、和室の間である。私が約束の時間よりかなり早く着くなり、待っていたのかご両人がすぐ現れて、それぞれが座についた。「いやー、本当

その後の三谷太一郎君のこと

に久方ぶりですねー。」と言い合って軽く会釈し合った。間を取り持つ形のK氏は、もっぱら注文取りの役に徹していてくれた。太一郎君は、思った通りの恰幅の良さだったが、当然ながらゆったりと構えた豊かな教養人で、身のこなしも落ち着いていた。あの頃のあどけなさが無くなっているのはともかく、視線の動きもゆったりとしていて、さすが70代の若さで文化勲章受章者になっている彼からは威厳の様なものが雰囲気からもうかがわれて、もはやおいそれと「太一郎ちゃん」と声をかける気にはなれないように思われた。一応は、お互いが別れ別れになった小学校時代の疎開の苦労話も出たが、あの大変な悪童時代の私についての印象が聞きたかったので、恐る恐る尋ねると、彼も昔の遊び仲間との思いが強かったのか、一瞬ことばに詰まったようで、「いや、それほどでもなかったよ！」とでも言いたげな表情を見せながら、「いや、今のように忙しげで要領よくて」などと、やや口ごもりながらの返答だったように記憶している。いずれにせよ、どちらもあの頃と今との思い出の中での大きすぎるギャップに戸惑っているかの会話であった。彼は思い出したように、「そういえば、あのころいつも一緒にいた妹さんは今は？」というような問いかけもあって、今は奈良県にいる妹について、ちょっと話をしたと思う。当時、妹は太一郎君の1学年下で、担任の女の先生がもう50歳を過ぎようとし

ていたが大変動きも活発な方で、教え子の中の一番勉強のできる子の家にしょっちゅう訪問する癖というか傾向の強い方で、1年生だった太一郎君の家によく来ていた。ところが、次の年になって、今度はまた1年生になった私の妹の所によく来るようになったので、まったく勉強をしなかった4年生の私は、大変みじめな思いをしたものだ。母にも勉強をしろ勉強をしろと言われて、家でも隣近所でも大変肩身の狭い思いをさせられたものだ。以前の太一郎君についての文章では載せていなかったこの事実を、三谷先生には大変悪いが、思い出の強かったものの1つとして追加させてもらう。そんなことがあっても、私は頑強に、親の勧めに抵抗していた。というより遊ぶことに熱中していた。

そのしばらく後に、区の試験的学童疎開があり、さらに戦争の激化とともに、私達一家も父を東京に残して島根県に縁故疎開したのをきっかけに、私は、知り合いの年少者もいないままにやむなく勉強らしいことを始めて、当時の県立第三中学校（当時の旧制大社中学校）に入ることになったのである。前述した母の病死、父の新制島根大学の中国文学の教授就任、松江市への一家の移転などで、結局新制平田高校からの新制松江北高校への編入学となったが、何と成績優秀のためそのまま編入学OKとのことで、私は一応勉強のできる子に昇格していた訳である。とはいえ、当時の大田舎の新制平

田高校だったので、1年の時、生物班の班長だったこともあって、生物の講義を先生の代わりにさせられたり、地方の中学校の教師の研修会で、「ヤギの骨格標本作成法の実際」の発表をしたりと、また相変わらずの作文好きで小品を書きためるなど、小学校時代とはだいぶ変わった生徒にはなっていた。松江に転校時の平田での成績は、多分3番以内にはなっていたろう。著しい変化だった。

　しかし、松江に来てからは、進学組のトップクラスに入れられていたので当然入試準備を一生懸命せねばならぬのに、また悪友の誘いに乗っては、ちょいちょいその頃特に仲の良かった悪友と授業を抜け出しては、映画を見たり、そば屋へ行ったりで、東大・京大受験組とは一線を画する勉学ぶりになっていった。それでも卒業後、3年の最終学年の学級担任（愛称ラット）は、当時のクラスの中の成績が1番だったのは、私か東大文科に入ったK君だったと、その悪友（A君）の質問に答えたという。これは、もう10年も前に亡くなったその悪友の言ったことだ。当時、もう私は、余り気の進まぬままに入っていたその大学医学部を卒業し、耳鼻咽喉科医師として忙しくしていた。大変話が脱線しているかとは思うが、全く人生、何がどうなるのかわからないものだ。太一郎君を敵兵にして、彼を降参させたり殺したりしていた悪童時代には思い及ばなかった当時、まさか成人するに及んで、か

くも彼と自分の間に考えもしなかった格差ができていたとは、当然とはいえ少なからずショックを受けた。いずれにせよ、一応はある程度恵まれたレベルの医師としての世間並みの評価は受けてきたものの、彼とは月とすっぽんの差ができて人生が終わろうとしている。幼なじみの太一郎君が国最高の学者になったことを心底喜ぶとともに、努力を怠って来た自分の不甲斐なさを無念がるより、却って成績が冴えなくて困らせていた母に対する申し訳なさが思われる。しかし、改めて考えて見ると、そんなことで自分を責める思いは誰にもある後悔であり、その分、人より人生をより楽しんだ結果でもあるのだろう。もって瞑すべしである。

　あの日のK氏、三谷太一郎先生、私の3人が床の間を背に撮った記念写真を載せて、この愚かしい駄文を終わる。この写真を受け取った太一郎君からは、後日、東大近くにある洋菓子店の立派な欧風のチョコレート菓子が贈られてきた。流石に洗練されたものを感じた。

　それからほどなく、彼が宮内庁参与という天皇の相談役から自ら退いたことをニュースで知った。やはり彼らしいと感じた。まだそこには昔の太一郎君がいると思った。

（平成27年9月7日　了）

その後の三谷太一郎君のこと

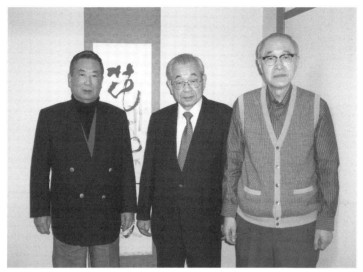

会食後の3人(中央が三谷先生、左はK氏)

天才小田晋君のこと

　小田君というよりも、学生時代の愛称"タヌキ"の方が、我々同級生の間では、もっぱら通りがよかった。私は、そのあだ名が、彼の出身校岡山県立朝日高校時代かあるいはそれ以前からのものであったかどうかについては知らない。私が、島根県の松江高校から岡山大学医学部というより、当時の医学部予科にあたる"理科2類"に入った時から、彼の愛称をそう聞かされていた。進学校としては中国地方で突出していた朝日高校からは、成績がトップクラスの者たちが大挙して？岡山大学医学部（進学コース）を受験しているという叔母の得た情報から、たかをくくって受験した私は、いささか慌てていたが、明日からの入学試験とあっては、今更いかんともしがたい状態だった。当時としては、日本でも最高の10倍近い競争率で、入ってみると、定員50名中20人くらいが朝日高校出身だったので、叔母たちが仕入れていたニュースは、一応正しかったと思われた。その後の2、3年間は、岡山大の医学部進学コースをしくじったものが翌年東大理Ⅲに入ったという話もちらほらあって、入試については恐らく一時の異常な時期であったようだ。ちなみに島根県からは、私

天才小田晋君のこと

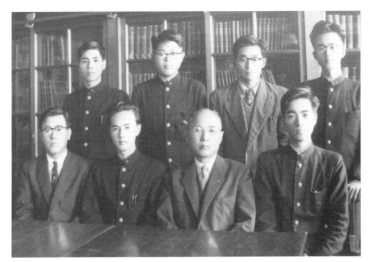

医学部卒業前の文芸部員たち（中央に部長の浜本小児科教授、そのうしろ左が小田君、右が私。この内5人が国公私立大の教授になった）

と浜田高校の自称トップという者の2人が入っていた。50名定員だったので、私は多分40番台の合格者だったと思っている。というのは、奨学資金受給選考で面接した教授たちに、「君は入学時の成績が悪いので、奨学金をやれない」と言われたからだ。このストレートな物言いは、その時彼らが持っていた書類の保護者欄に父が島根大学の教授とあったかららしい。

そんなこんなで、どうにか医学部進学コースに入った私は、朝日高にあらざれば人にあらず的な50名のクラスの中で、

47

旧六高の教授達に教えられる苦手な理数科授業には、毎日泣かされる思いだった。当時大学受験の参考資料とされていた"進学適性検査"の結果では、総合点が平均値を上回っていたのはともかく、理系文系の得点割合はちょうど半々だったとはいえ、私の自己判断でも絶対自分は文系と信じていたし、父に強く勧められるまで、私自身は、一浪しても自分は絶対某有名国立大の文系受験を堅く決めていたからだ。それはともかく、父の強い勧めに従って、心ならずも岡山大学医学部に急遽方向転換することになった私は、後年、父が親戚や知人に、「游が医者になることになりました」と嬉しそうに言っていたと聞かされて、やられた！と思った。代々医者であった家から、突然文学者としてある程度名を成しつつあった父の、長年のある種の罪悪感が、知人にそう言うことで少しでも軽減されると思ったのかもしれない。いや、やはり私の文学志向とその実力のギャップに驚いて、戦後まだ間もない混沌とした世情も考えて、まさに親心で私をこのままでは訪れるであろう失意の人生から守ってくれたのかもしれない。2年後の医学部専門課程への入学試験は何とかクリアした私は、その時からやっと奨学資金がもらえるようになった。

　その後私は、医学の修業に身をゆだねながら、医学部時代を文芸狂いとでもいえそうな不真面目な医学生として卒業にこぎつけた。そこで、父の許しを得て、それからは本格的な

天才小田晋君のこと

文芸修業を目的に、東京での生活に入った。当時まだ行われていた１年間のインターン修練を、新東宝撮影所近くの慶応系の国立大蔵病院で受けることになった。その撮影所前の喫茶店には、よく著名な小説家やシナリオライターが出入りすると聞いていたからだった。

小田君とは、大学の医学部進学コース、医学部専門課程と６年間同じコースを歩んできたが、その進学コースを歩む間で、彼は新聞部と文芸部、私は文芸部に籍を置いて、どちらも部活動にかなり力を入れていた。特に彼は、多才な個性を生かしたまさに天才的な歩みをその６年間で見せていたのである。そして、これが後年、我が国の犯罪精神医学の第一人者としての彼を形成していく過程を物語ることでもあるのだ。

学生時代の彼については、ちょっと忘れられない思い出がある。専門課程の入学試験（あるいは、我々にとっては進級試験にも当たるものだが）での数学の試験の時、試験場だった当時の木造の法医学の階段教室を囲む木立の一隅で、祈るようなささやきとも思える声を耳にした。「どうぞ数学の試験が――ように。」と繰り返しているようだった。その方を見ると、タヌキ君があちらの空に向かって拝礼しているような様子であった。やはり数学に自信のなかった私も、その気持ちはよくわかった。が、体で祈る気持ちを表すことは出来

なかった。その直後、入室、受験したあと、それなりに忘れてしまっていたその記憶は、折に触れて思い出されてはいた。後年、彼が著名な犯罪精神医学者として世に認められてから後も、その特異な心理作用による行動の奇行性？がすでに垣間見られたともいえる。その後の４年間、同級生として共に過ごした彼とは、文芸部という同じ部活動に属してはいるものの、どこか肌合いの違う者同士という感覚で触れ合っていた。私は、結構部誌の編集や作品作り、合評会で忙しく、彼は、今一つの所属部である新聞部の仕事が忙しいようであった。人のうわさでは、彼の亡くなった父は、当時新聞記者？のように聞いていて、なるほどと思っていたが、後年実は医師であったと知った。弁の立つ、博学な人という印象だった。しかし、何にも増して彼の特異性は、講義時間中での動きだった。私は、いつも階段教室の最上部、つまりは最後部で漫然と受講しており、彼はいつも中央部で、机の上には筆記用ノート、その左右には２、３冊の文庫本や週刊誌（それも、いつも朝日ジャーナルが眼についた）を置いていた。それらを、何時も忙しく動かしながら筆記し、読み、それにつれて体を動かしているのだった。専門課程での４年間、私はそんな彼のこれからの成長ぶりをひそかに楽しむ気持ちになっていた。

　当然、彼は大変に博学だった。部活動の合間には、部員同

士で時代の動きに合わせた議論、討論もやったし、ある程度の身の上話もすることがあった。その時、驚いたことに限られた一分野、それも医学とは程遠い中国文学の分野にいる私の父のことまで、よく知っていたのには心底驚いた。魯迅の研究者としては、戦前から比較的知られていた父の名を聞いて驚いた彼だった。その後、父の名を聞いて彼と同じ反応を見せた人は、医学の世界には１人もいなかった。後年、父の死が全国紙に大きく取り上げられたとき、ほんの一部の私の近くの人が私と父の関係を初めて知ったくらいだった。私も、この父とはかなり異なる世界に生きるためにも、それをひた隠しにしていたきらいもあったが。

　それはともかく、私は医学部を終えた段階でついに父の許しを得て、１年間のインターン修練を東京で送ることになった。この１年間は、恐らくインターンを岡山で過ごした小田君と接する機会はなかった。むしろこの１年間に、私自身は、東京の地でそのインターン修練の後半を消化管異物というハプニングに見舞われて心身ともに大きなマイナスを背負うことになった（シリーズ『老耳鼻科医の記憶簿　第３集』に記録）。しかし、やむなく国家試験を東京で受けて合格した私は、そのまま叔父が耳鼻科医長をやっていた千葉大系の病院に勤務することになるが、小田君との接触は、しばらく中断されることになる。

その小田君だが、彼は国家試験合格は当然だったが、その折、NHKの上級職への採用試験と東京医科歯科大学医学部精神医学科大学院入学試験の両方を受験し、どちらも合格していた。当時の同級生間の噂では、一時彼の行方が分からなくなり、どうしても彼が欲しい後者が、同級生などに彼の行方を尋ねてきたそうだ。結局入学に必要な金を医局の助教授？が立て替えて、彼の入学が決まったらしかった。実は私は、東京のインターン病院で一緒だった某大学医学部出身者が偶然彼と同じ大学精神科に入局したので、在京中は、時々彼と会った時小田君の様子は聞いていたが、相変わらずの超人振り？はユニークであったそうだ。しかし、その精神科医とも次第に疎遠となり、一方では私の父の急病などで、私自身も東京を離れることになって、一旦小田君との関係は疎遠になった。

　私と彼との接触が再び甦ったのは、それから更に4、5年後になる。

　私が父の病気で止むをえず東京を離れ、岡山大学耳鼻咽喉科に入局し、最初の赴任先であった広島市民病院から2年後に帰局後、東京での学会出席の時に、彼のアルバイト先の精神病院に近い某駅ホームが、彼との久方ぶりの再会場所だったと思う。何せ、もう50年近く前のことなので記憶も曖昧

だが。その時の彼は、学生時代の彼とは全く違っていて、体型や顔つきは同じだったが、その顔面は、何となく薄汚れていて、無精ひげを生やし、着ているものも薄汚い感じで、そのうえ、やや色あせた茶系統色のベレー帽にやはり薄汚れたカバン（何色かは忘れた）といった具合だった。当時、私はすでに妻子がいる身だったので、彼のその様子を見てひどく気になった。聞くと、やはり独身とのこと、これはなんとかしなくてはと思った。その折に、2人でどこに行ってどうしたかは全く覚えていない。その後更に数年間は会っていない。彼が大学院を終えて、D医大の助教授になったという話は聞いたことがある。一方、私の方もその後、再び今度は四国松山の病院などに出張後、更に広島赤十字病院を経て、最終的には母校の講師で帰ってきた。彼は、恐らくは順調に昇進して、結局つくば大学教授になったようだ。その間、一度くらいは東京で会ったように思うが、これもはっきりした記憶はない。ただ、その頃には、既に彼も結婚していて、当然ながら身なりや身だしなみもきちんとしていたようだった。

昭和57年に、羽田沖日航機墜落事故が起こると、機長の精神鑑定で全国紙に彼の名が出て以後、昭和59年から翌年にかけての食品会社脅迫事件（グリコ森永事件など）、昭和63年から翌年にかけての幼女誘拐殺人事件、間をおいての平成7年の地下鉄サリン事件等々、相次ぐ怪事件で日本におけ

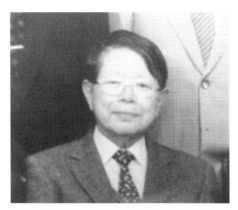
卒後50周年祝賀会参加の小田君（当夜の集合写真から）

る犯罪精神医学の権威として、多くの犯罪者の心理分析でマスメディアに登場、平成5年には、日本犯罪学会賞をも受賞した。我々同級生たちは、ただあれよあれよと驚くばかりであった。先に述べた彼の特異な学生時代での印象から、私は、やっぱりと内心納得、驚嘆し、かつ喜んでいた。それからは、一流文芸誌に昔の武将の心理分析を連載するなど、彼の過去を知る者たちにとっては、当然過ぎる活躍を見せていた。後年、彼の没後、生前の著書数を調べてみると、一流出版社からのものを含めてゆうに60冊以上が執筆されていた。学生時代の彼の超人振りを思い出してみると、その博識多才、そして多筆なこと、むべなるかなである。その題名も、『人はなぜ気が狂うのか？』など、いずれもいかにも直言的で彼らしいものばかりであった。

　話は、いささか年代的には飛躍するが、平成20年秋、私達岡山大学医学部昭和33年卒業生が、卒後50年の記念同窓

会を開いた。実は、私も昭和63年に母校の教授に就任していたのだが、平成11年に定年退官し、2、3の関連病院に予約診療に行っていた。地元在住者として観光係を命じられていた私は、同僚の内科名誉教授と一緒に、観光旅行の案内役（世話役）を任されていた。瀬戸内海の小島である直島が、その後行われた芸術祭用に整備され、地中美術館など斬新な企画物でレイアウトされてきていた。私は、そこで参加者の1人が小田君であることを当日になって初めて知った。しかし案内役で忙しい私には、その日、一度も彼と話す機会はなかった。いや、実は地中美術館を鑑賞中、わずかでもその機会はあることはあった。小雨そぼ降るその日、彼は、何故かかつての彼とは異なり、ひたすらにうつむき、憂鬱そうで、人とも会話もせず、くり返し左手の手首に巻いた自動血圧計を忙しく操作するばかりだった。何かかつての彼とは違う、むしろ世俗を脱した阿修羅の様な形相にも見えた。ただならぬ気配に、私は思わずたじろいだ。結局、一言も口を利かぬままに終わった。私は、彼がごく最近、脳出血あるいは脳梗塞、心筋梗塞など、生命にかかわる大事に見舞われたのでは、と思いもした。他の同窓生たちは、久方ぶりの集いに大変楽し気に談笑しているのを見ながら、彼の様子に意外性を感じていた。その折、ふと医学専門部受験時の、法医学教室の傍にあった木立の一隅で、真剣に祈っていた彼の姿が脳裏をよ

ぎったが、それなり、それを忘れてしまっていた。

それから更に数年後、彼の著作は名声、文芸力も相まって大いに売れ、テレビのコメンテイターとしてもその個性的な答弁の面白さゆえに大いに評価を高めた。

某局テレビ番組「たかじんの、そこまで言って委員会」(平成16年6月)では、彼なりに当時の体調に自信を無くしていたためか、「自分は、もうすぐ死ぬ」などと言って皆を笑わせた。番組中、田嶋女史による逆鑑定での彼の淋し気な言動も含めて、あるいは近づきつつある自身の体の限界を知っていた本人の人生への辛い別れの表現だったのかもしれない。その後まだ10年余りも余命があった彼は、その研ぎ澄

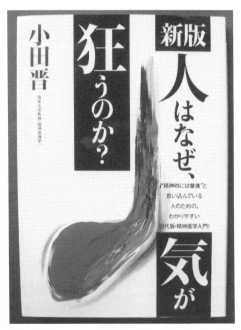

彼の著書の1つ『新版 人はなぜ、気が狂うのか?』平成6年6月、はまの出版より。著者の依頼があったので本書を私宛に送った、との添え書きが付いていた。

まされた本能的な体感覚で、その不自然な体験を肌で強く感じながら、来るべき自分の死をすでに予知していたのかもしれない。やはり、大天才の1人だったように思えてならない。

　最後に、私の人生の比較的大きな節目、節目に彼にもらった言葉の数々を別項としてあげて、改めて彼の友情に心からの謝意を捧げる。

（平成27年8月29日）

追記：その後、当日の記録写真を見ていて驚いた。ベネッセハウスでの昼食中、各自約2メートル間隔でテーブルについて食事している私の左隣りが小田君で、それぞれが一見必死になって上品な箱弁当を食べているのだ。その写真を改めてよく見ると、彼の右側に恐らく立掛けられた杖の取っ手らしいものが認められる。彼は当時、恐らくは軽い半身麻痺を患っていたのか？それが原因による彼の不可解な行動だったようだ。世話役でばたばたしていた私は、空いている席に着くなり慌てて食べ始めており、隣の彼の存在にすら全く気付かなかったのだろうか？いまだに、その原因がよくわからない。あの時、私の席に来たのは、かつて松山赤十字病院在職中一緒に道後温泉に行って会食した時の写真を持ってきてくれた内科医の同級生だけだった。小田君は、私に近寄ることはなかった。彼は、無言で食べ、無言で私から離れて行ったようだ。

いや、それは、私に言えることでもある。時間に全く余裕のなかったあの時のことが残念だ。あれが、その後更に6年近くこの世に生きた彼との、永久の別れに繋がっていたのだ。

(平成27年9月21日)

日本犯罪精神医学の奇才
小田晋君の祝辞3題

　彼は、私同様、医学部の学生時代から評論を書き、小説を書いて、極めて忙しい日々を送ってきた。しかし、人生では、私は才能にも見放されて結局一介の老医として終わりそうであるが、彼は学生時代の発言通り、世に知られた犯罪精神医学者としての名を残して世を去った。世間的に彼の言動は、時に奇異、時に奇抜であって、皆をけむに巻く異形の人にも見られた。私達は、早くから東と西に別れ別れになって生きながら、時として相寄り、相分かれて支え合って来たとも言えよう。

　彼がいかに母校を愛し、友を支えようとしていたか、その真の彼の内面をみせている言葉の数々を、感謝の思いを込めてここに披露したい。私の教授就任から退官までの3篇の祝辞原稿（彼が後日書き送ってきた一種の講演原稿）である。いずれも私共岡山大学医学部耳鼻咽喉科教室同門会報に、記録として掲載されている。尚、文中、彼は、私の父を魯迅と親友関係にあったかのように言っているが、実際は、魯迅は父の師であり、両者は子弟関係であった。私の知る限り、これは小田君が私に見せた唯一の間違いであった。この際、改

めてその誤りを彼に伝え、魯迅へのお詫びの言葉ともしたい。小田君、君の間違い、そのことを君に言いそびれた私の気弱さにこの世からお詫びしたい。それでも君は天才だった。昔から「弘法も筆の誤り」というではないか。

1. 岡山大学耳鼻咽喉科同門会報 12 号（平成 3 年 3 月刊）より　増田教授のこと

筑波大学医学専門学群社会医学系
精神衛生学　教授　　小田　　晋

わが国の耳鼻咽喉科学の歴史の中では、かつて九州帝国大学医学部の久保猪之吉教授が夫妻ともども文学芸術に理解が深く、夫人の方は天才俳人杉田久女のよき理解者であったことを私たち精神科医はよく知っていて、狂気の天才俳人の心の支えになっていた夫妻の名前を記憶している。

今度私たちの母校岡山大学医学部耳鼻咽喉科主任教授に就任された増田游先生が、実は大変文雅のひとであることを知らない人は、周囲に案外多いであろう。

1950～60 年代に学窓で生活した私たちにとって、中国の作家で『阿Ｑ正伝』『藤野先生』などの作者であった魯迅（周樹人）は、彼がもと日本の医学生であったこともあって大変大きな存在であった。自分の同級生で、講義でも文芸部でも

仲間であった増田君の父君が、その魯迅の親友で、多くの傑作の最も美しい訳文を作った増田　渉大阪市大教授であることを打ちあけられたときには驚いた。そうでなくても白眉の、感受性の強いタイプの増田君は、当時の岡山大学医学部文芸部の機関誌の誌名のように「ミネルバ」の梟であって、学問と芸術の二神につかえていたのであるが、夜になって飛び立っていたかどうかは知らない。もちろん恥ずかし気でシャイな感じだったから、そんなに風流才子という訳ではなくて、地味なタイプでもあったのである。

　その後、昭和34年にインターンを済ませたころは、お互いに多感で迷いも多いころであった。それでも、その後1960年代のあの疾風怒涛のような時代を、こつこつと学問と診療に打ち込むことができたのは、増田先生にしてみれば、高原滋夫先生という巨匠の傍にいてその影響力のもとにあったからに違いない。つまり、当時の高原滋夫は、私たちの母校の誇りとする学者であり、かつ文化人でもあって、東京にいて、「岡山大学医学部出身です」といえば、大概、「ああ、高原先生がいらっしゃいますね」という言葉が返ってきたのを、専門外の私でも記憶している。

　あのアカタラセミアの高原教授の教室で、文人肌だった増田先生が、どんな風に鍛えられているのか、ときどき想像していて、あまり逢うこともなく過ぎていた。真剣に地道に医

学の研究に打ち込めたのは、つまりは「私の選んだ先生を見て下さい」であったからであろう。そうでなければ、増田先生のような批判的な精神が大学の研究室の中でその若い時期をおとなしく過ごせた筈はない――。とそんなことを言って、これは実は筆者の自分のことを言っているのであり、藤村の甥でありこれも文雅の人であった私の恩師故島崎敏樹教授（東京医歯大精神科）のもとで過ごした20歳代について、自分でもそう思っているからである。

　その後、お互いに助手時代、遠い宇都宮までわざわざ訪れてくれて、何と縁談を持ち込んでくれたので、そして、そんなことを考えつく人とも思えなかったので、その親切に驚き感謝したのを覚えている。もっとも、私はその人を貰いはしなかった。

　助教授時代になってからは、いい仕事の実りが他科の私たちにも伝えられるようになった。33年卒の同期は三十三会（みそみかい）と自称しているのであり、川崎医科大学の川崎明徳理事長や、島根医科大学精神医学の石野博志教授など、昔のお仲間であちこちの大学で活躍している人は多いが、母校の教室に残っている人は少なくなった。それが、増田教授の登壇で私たちの遺憾も晴れた思いがする。

　増田先生、あなたは、いまあの高原滋夫教授の後を継いでいるのだよ――とちょっと肩を叩いてみたい気もある。

若い医師にとって、Alma mater の講壇に立つほどのあこがれは多分ない。そして増田先生はそれを実現したのであるが、それには真摯で地味な学究の徒——というだけではない何か他のもの、Etwas anders、または Etwas neues が必要で、それは、多分先生の、多分、今になって指摘されたら照れるであろう若い頃の「文人ぶり」の中に、その秘密がかくれているのかも知れない。

　増田教授の才能と資質は、おそらく、これから開花する。岡山大学医学部に、それは学問と芸術を愛する「心と香り」を再び開花させるだろう。ユニークで風格のある教室作りによって、高原教授以来引きつがれた岡山大学耳鼻咽喉科は特別だ——という評価を、一風違った意味で増田流に高めてもらいたい。はるか北関東の筑波山麓で心からそれを祈っている。

（平成 27 年 8 月 31 日　写す）

2．岡山大学耳鼻咽喉科同門会報 13 号（平成 6 年 4 月刊）より
　増田游教授の 5 年間に寄せて

筑波大学医学専門学群社会医学系系長
神経衛生学　教授　　小田　　晋

「そうですか、もう 5 年になりますか。」昨年、増田游教授から耳鼻咽喉科学教授就任 5 周年と知らされた時に、口をつ

いて驚きの言葉が出てきた。幾何学的な時計時間でなくて、人間学的な「体験された時間」は年々歳々、速やかに経過するようになる。2人で共有したこの50歳代後半からの数年は、私にとっては何の仕出かした事もなくあっという間に過ぎた。そのことは、ほろ苦い悔恨になって残る。「夕日無限に好し。ただこれ黄昏に近し」と晩唐の詩にもいうように人生の夕陽はつるべ落としである。しかし、この同じ5年間に、教室の若い研究者達の、主に臨床的な業績だけを集めても、一冊の記念論文集が出来てしまうほどの仕事をした増田教授のような人もいるわけであって、この人にとって夕陽は無限に好かったのである。開講15周年、20周年で記念論文集ができるのはそう珍しくない。5年で一冊の論文集を作り上げるためには、若い研究者達を督促して、自分も餓鬼大将みたいな気になって奮戦する他はない。それを教室作りをはじめ公私の様々の苦労の中でやり抜かねばならなかったのである。無論、筆者のように新設大学のそれも講座制を廃止してしまって、教授は孤立無援、学系長も、助教授も周囲はみんなで苛めにかかってくるというようなところで開講したのとは異なって、高原滋夫、小倉善郎両教授のようなブリリアントで有能な恩師や先輩の作り上げたしっかりした土台を受け継いだのではあっても、それはそれで大変でない筈はない。しかし、筆者自身、開講5周年目当時、何ができていたかを

考えて見ただけでも、増田教授に脱帽したい気になるのである。

　古川柳に、「故郷にむかふ六部の気の弱り」というのがある。江戸時代に虚無僧（六十六部）になって、尺八一管を持って諸国を流浪して歩くというのは、いずれ当人に故郷を離れる事情があったのであろうけれども、それでも歳を取れば足は自然に生国に向かう。というのであると思っていたが、もう１つ他に事情がありそうだというのも自分が歳をとるとともになんとなく判ってきた。親兄弟や親戚知人の中で歳月の経過の中で病んだり、面倒に巻き込まれたりする者も多くなり、しかも頼りになる人は次々にいなくなる。それが風の便りに聞こえてきても、こなければこないでも、その安否が心配になるということがありそうである。郷里の大学は卒業してはいても、遠く離れて仕事をしている筆者のような者にでも、とにかく医師にはなっているので故郷の知辺から健康のことで相談されたり頼られたりすることが多くなるのである。そういう時にこそ、昔の医学生仲間が頼りになるし、一面、その面倒見のよさや臨牀能力がはっきりわかるのであり、その点でも増田教室には感心し、「お世話になりました。」という他はない事例に、最近筆者も遭遇した。そうやって故郷は心象風景の中では近く見えてくるのであるけれども、残念ながら、母校の耳鼻咽喉科学教室とは、もう35年も接触し

ていないのだもの、追想の中間が欠損している。そういえば学生実習の時、額帯鏡と耳鏡の操作がわからなくて、看護婦さんにくすくすと笑われた。あの看護婦さんは、黒目がちで、小鼻に愛嬌があって少し雀斑があり、当方は少し好きだったのに、というようなくだらないことも当時の追憶には含まれるけども、私達にとって、もっとも印象深かったのは高原滋夫教授によるアカタラセミア発見の物語である。オキシフルで消毒した創面から白い泡が立たず、黒ずんでしまう、という事実から臨牀遺伝学と酵素生化学の接点が開拓されていく、それは40年も前の医学界の知的な冒険の、「インディ・ジョーンズ」を思わせるような「魔宮の伝説」であったのである。人裂裟なことを言うようであるけれども、世界はおろか、京大阪や東京との距離も遠く、知的な刺激に乏しかったその頃の岡山で、それは広大な知と学問の宇宙の存在を身近に感じさせる事柄であった。

あれから40年近く経った。臨牀遺伝学は、分子生物学や、DNA研究の進展度と共に新しい革命の時代を迎えている。遺伝子治療の展望も開けてきている。増田教室はこれからそういう方面でのブレークスルーを目指して研究を発展させて行くであろう。「夕陽は無限に好し、ただこれ黄昏に近し」とは言っても増田游教授ご自身、さらに教室にとってのこれからの5年間はとても黄昏だなんぞとは言ってもおられ

ない。発見と創造のための5年間でなければならないし、またきっとそうに違いない。筑波山麓から筆者も見つめていよう。でもお互い人生の夕陽である。くれぐれも無理をせず人生の心象風景に、自然の様相に心を留め、気を休める余裕だけはお互いに保ち続けたいものだ。

(平成27年9月2日　写す)

3．岡山大学耳鼻咽喉科同門会報15号 (平成12年3月刊) より 退官祝賀会祝辞

　　　　　　　　国際医療福祉大学　教授　　小田　　晋

　増田　游先生にはここでおめでとうと言っていいのかどうか良くわかりません。かのオウム真理教がポアという言葉を発明しましたが、あれはこのまま坂本弁護士一家に我が教団に敵対させておいたなら彼らはカルマを重ねて無限地獄に陥る。今のうちに撲滅してやったら、彼らはそこでカルマを重ねるのも止まるので相対的には霊的に高まる。ポアというのはこのように高めることを言うのである。でもこれはあんまり自己中心的な解釈でとんでもない話でございます。

　本当は国立大学教授が定年退官して名誉教授になったなら「名誉」が付くのだから、階段が高まるのですが、この高まりは「霊的に高まる」のであって給与は一銭も貰えないので

すし、年金はいくらも貰えないのだから、こういうのを語義的に「ポア」と申すのです。

　私の場合定年が早い大学に勤めておりましたので２年前に退官しましたが、祝賀会というのはどう考えてもぴったりしません。増田先生の場合は、先生が定年退官してめでたいと思っている人は一人もいないとおもいます。私の場合は、あんな奴は早く消えてなくなった方が良いと多くの人たちが思っているのに決まっているので本当に「祝賀」になるのもいまいましいので、出版記念会ということに決めました。

　しかし乍ら考えてみると定年まで無事で過ごせただけでも本当は有難いことです。増田先生は私や本郷基弘先生と同期生であり、その頃大藤真先生は、箔哲の、新進の助教授で我々の憧れの的でした。我々の住まいの前を毎日自転車をこいで通っておられました。増田教授とここにいらっしゃる石野博志教授、門脇先生とともに文芸部をやっていまして「ミネルバ」という雑誌を出していました。私はその文芸部の他にそこにいらっしゃる渡辺好政先生がボスとして編集長をされていた新聞部の部員でもありました。ところが増田先生は文武両道で武道の方に手を伸ばして居られたということです。

　ミネルバの梟は夜になると飛び出すということですが、増田先生が夜の梟が下りたら何をされていたかということは本当の所は誰にもわかりません。先生の文才は親譲りでありま

して、御父君は増田渉と言われまして、魯迅の親友であった。魯迅の作品を多く翻訳なさった著名な中国文学者です。今日伺ってわかったのは増田先生はエヂプス・コンプレックスがあるのでしょうか、お父上が自分の文学志望に理解を示して下さらなかった、と申される。しかし、お父上は陰ながら増田先生の作品を高名な作家だった武田泰淳氏に紹介していたのです。武田泰淳氏がこれを押入れに放り込んだことはしかしながら多くの患者さんにとっては極めて幸運のことでありました。

　文学は必ずしも人助けになるかどうか解らなくて、世道人心を害することがあります。あのころの増田先生が文学の路に進まれたなら世道人心を害したか、害しなかったのか、保証の限りではありません。医学者になったからこそ純粋な人助けになったのです。その後、耳鼻咽喉科に入局された増田先生はちょいちょい東京に出てこられまして、その時私に会ってやはり高原先生に対する敬慕、傾倒の念を時々語っておられました。

　岡山大学耳鼻咽喉科研究室では高原先生、小倉先生いずれも文祖の人であって、文筆を良くなさいました。耳鼻咽喉科では九州大学教授の久保猪之吉という夫妻ともに文筆でも名のある先生がおられたことが知られています。増田先生は、岡山大学耳鼻咽喉科でこのお二人の衣鉢をもたれているの

で、多分このあと増田先生の文筆は冴えるでありましょう。これも予言しておきます。しかしながら箸は二本、筆は一本、衆寡敵せずと言ったのは、斎藤緑雨と言う明治の文豪でありまして、原稿料で食べることはできません。私なんぞ銭医者で患者さんが私に感謝しているかどうか判りません。病識のない患者さんや精神鑑定で詐病を見抜かれた患者さんは恨んでいるに決まっています。従って原稿で生存できるのであれば医者など止めるのでありますが、でもこれは無理でございます。しかし書くことは楽しいことで増田先生がお書きになったものを贈っていただくことを私は老後の楽しみにしております。

　じつは増田先生の御父君に対する思いは後になってだんだん深くなってくるようであります。私は精神医学の研究をしておりますから、とくに中国の精神医学史をめぐる文章とかみましても、増田渉先生の翻訳された文献がいくつも出て参ります。色々なことをされていたのだなあと思いますとともに増田先生も多分これから医学史などに興味をお持ちになるのではないかと想像しています。

　大学の教授を辞めてしまいますと、国立大学の場合勤務中には色々と不自由はありますが、官職に給与が来ますので、本人は居なくても事務局や教室など周囲が取りつくろってくれますが、私人になってしまいますとまるで時間を切り売り

しているようなものでありまして、芸者が三味線を担いで、箱屋なしに飛び歩いているようなもので、医者、芸者、役者というものは考えてみると親の死に目に会えない商売と言われているのは、アポイントメントが外せないことから来ています。自分でスケジュールを管理なさる他はありません。多分増田先生は私のように評判が悪くないし、御退官後の長い人生、あちこちから声がかかるにちがいありませんが、あまりご無理をなさいませんように。と申し上げておきます。

増田先生はときどき私を岡山に呼んでくださったので奥様ともお会いすることができました。本当に奥様がここにご一緒でないことが残念で仕方がないのですけれども、これから後はご自分のためにこそ幸福な人生を送っていただきたいと祈る次第でございます。

(平成27年9月3日　写す)

一応、写し終わって、小田晋君とのあのこと、このことを思い出して、一とき感慨にふけった。あの卒業50周年での瀬戸内芸術祭前の地中美術館で、なぜ私が彼に声をかけてやれなかったか、とずっと悔やまれている。ほとんど5分おきくらいの血圧測定を垣間見ながら、彼の何らかのただならぬ焦りを感じながら、自分の引率者としての焦りにかまけて、

彼の長年にわたる私への熱い友情を振り払ってしまったような後悔を、今感じながらペンを置く。

　　　　（平成 27 年 9 月 4 日　夕暮れの蒸し暑さを感じながら）

あとがき

　医学とは直接つながらない、老人の駄文にお付き合いいただいた皆様に感謝する。
　結局自分の意に反した道を歩むことになったつもりが、その実、恐らく故意に忘れようとした"母の死とその時自分が強く発した言葉"から思うと、実は自分が選んだ道を来ていたのかもしれない。それこそ一度しかない人生を、結構大いに楽しんできた自分だと思う。そんな矛盾した自分の内面の動きに、改めて満ち足りた人生を感ずる。
　また機会があれば、このような雑感集を出したいと思う。まだまだ口にすべきではない？というような体験も、そのまま胸に秘めているので。
　ふくろう出版友野社長、担当の皆様、そしてキスコの河合営業部長に深謝いたします。

（平成27年10月1日）

履　　歴

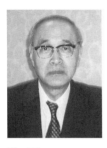

増田　　游（昭和8年　島根県松江市にて出生）
岡山市中区湊108－11

学　歴
昭和33年3月　　岡山大学医学部卒業
昭和34年8月　　医籍登録　第170003号
昭和43年12月　　岡山大学医学博士
昭和52年12月　　米国シカゴ市ノースウエスタン大学
　　　　　　　　耳鼻咽喉科教室留学（内耳病理学）

職　歴
昭和35年4月　　岡山大学医学部助手
昭和49年4月　　岡山大学医学部講師
昭和52年3月　　岡山大学医学部助教授
昭和63年4月　　岡山大学医学部教授
平成11年3月　　定年退官、岡山大学名誉教授

現在の役職
玉野三井病院　顧問
水島協同病院　顧問
日本耳鼻咽喉科学会　参与
耳鼻咽喉科臨床学会　名誉会員
日本耳鼻咽喉科免疫アレルギー学会　名誉会員
日本口腔咽頭科学会　顧問
日本耳鼻咽喉科感染症・エアロゾル学会　参与

学会活動（主宰学会）
平成4年9月　　　第32回日本扁桃研究会
平成4年9月　　　第5回日本口腔咽頭科学会
平成8年7月　　　第34回日本小児耳鼻咽喉科研究会
平成9年3月　　　第15回日本耳鼻咽喉科免疫アレルギー学会
平成10年6月　　 第60回耳鼻咽喉科臨床学会
平成11年9月　　 第29回日本耳鼻咽喉科感染症研究会
平成11年9月　　 第23回日本医用エアロゾル研究会
平成15年4月　　 国際IgA腎症・扁桃シンポジュウム

老耳鼻科医の記憶簿　第4集

2015年12月20日　初版発行

著　者　増　田　　游

発　行　ふくろう出版

〒700-0035　岡山市北区高柳西町1-23
友野印刷ビル
TEL：086-255-2181
FAX：086-255-6324
http://www.296.jp
e-mail：info@296.jp
振替　01310-8-95147

印刷・製本　株式会社キスコ
ISBN978-4-86186-664-7 C0095　Ⓒ Yū Masuda　2015
定価はカバーに表示してあります。乱丁・落丁はお取り替えいたします。